AF246282

# DE LA
# MORTALITÉ DES NOUVEAU-NÉS

## DE SES CAUSES

### ET

## DES MOYENS D'Y REMÉDIER

P**AR** **X. DELORE**

CHIRURGIEN-MAJOR DE LA CHARITÉ DE LYON

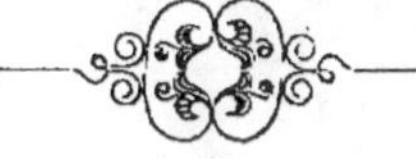

LYON

IMPRIMERIE DE P. MOUGIN-RUSAND

3, rue Stella, 3

—

1870

DE LA

# MORTALITÉ DES NOUVEAU-NÉS

## DE SES CAUSES

ET

## DES MOYENS D'Y REMÉDIER

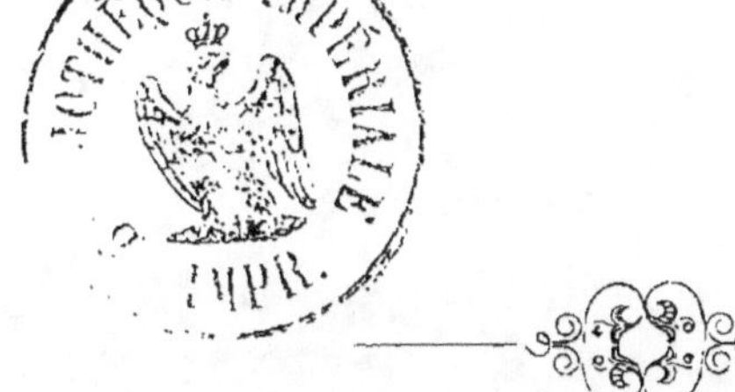

LYON

**IMPRIMERIE DE P. MOUGIN-RUSAND**

3, rue Stella, 3

—

1870

DE LA

# MORTALITÉ DES NOUVEAU-NÉS

## DE SES CAUSES

## ET DES MOYENS D'Y REMÉDIER

Ce n'est pas la première fois que la question de la mortalité des nourrissons s'impose à l'attention de ceux qui prennent en pitié les misères sociales, et qu'un sentiment de générosité pousse à y remédier. Déjà saint Vincent de Paul avait su intéresser les cœurs charitables au triste sort des enfants délaissés, et, sous l'action puissante de ce vertueux réformateur, des asiles s'étaient ouverts pour abriter les pauvres petits abandonnés. De nos jours, le mal a pris de lamentables proportions, et son rapide accroissement exige des remèdes nouveaux. Malgré la récente organisation des crèches et des sociétés de charité maternelle, les enfants nouveau-nés meurent en plus grand nombre que jamais et notre pays est menacé dans la source la plus intime de sa prééminence sociale.

La déchéance morale est, en effet, l'inséparable compagne de la décroissance physique, et c'est là une considération bien digne d'émouvoir notre génération

froidement utilitaire qui se laisserait entraîner difficilement,peut-être, par une question de sentiment.L'enfant
intéresse donc les sociétés, et nous devons repousser
avec énergie les doctrines de ces sauvages économis-
tes qui veulent limiter la production des êtres, comme
si la terre n'était point assez féconde pour nourrir ses
enfants, et comme si l'on pouvait prévoir le jour où
seront taries les merveilleuses ressources de l'industrie.

L'enfance est douée, du reste, d'une puissante attrac-
tion; nous aimons cette grâce naïve, ce franc sourire
qui ne connut jamais la feinte et qui ne dissimule point
l'aversion ni l'indifférence; cette faiblesse même éveille
notre sollicitude, et comment prendrions-nous plus
efficacement sa défense qu'en cherchant à lui conserver
la vie qui est le premier de tous les biens.

Que le nouveau-né paie un tribut à la mort, c'est
là une impérieuse nécessité, contre laquelle la volonté
humaine lutterait inutilement; mais il est de notre honneur de ne pas rester, vis-à-vis des peuples voisins,
dans un état d'infériorité qui découle sûrement de nos
mœurs,et, au nom de la sécurité publique, il faut aviser.

Voilà le noble but auquel aspire la Société Protectrice de l'Enfance, et c'est pour l'atteindre qu'elle vient
chaque année faire un appel chaleureux à tous ceux
qui pourront comprendre l'étendue du mal.

La mortalité des enfants, de la naissance à un an, est
considérable en France.

Elle est, d'après M. Husson, de 17 pour 100. Ce
chiffre n'a pas été contesté, nous pouvons donc le
considérer comme vrai; il place laFrance dans un
état d'infériorité vis-à-vis de la plupart des nations voi-

sines, même de l'Allemagne, qui perd plus d'enfants que nous, mais qui a beaucoup plus de naissances.

Pour prévenir efficacement un mal dont les conséquences sont si graves, il faut connaître le problème sous toutes ses faces et en scruter les causes multiples, qui sont d'ordre bien différent : un certain nombre d'enfants succombent accidentellement ; d'autres, au contraire, parce qu'en venant au monde ils apportaient un germe de dissolution certaine. Mais je préfère envisager des causes que j'appellerai générales, dont l'action porte sur un grand nombre d'enfants à la fois, et d'autres plus spécialement médicales et qui, à ce titre, devront davantage attirer notre attention.

Parmi les causes générales de la mortalité, je signalerai d'abord l'*habitation dans les grandes villes.*

Voici, par exemple, la mortalité de Paris. Sur une moyenne de 54,000 naissances par année, on peut établir deux catégories à peu près égales de 27,000 chacune. La première série va en nourrice et donne, d'après M. Blot, une mortalité de 50 pour 100, et de 30 seulement, d'après M. Husson. Il y a un siècle, la mortalité était de 33 pour 100.

La seconde série reste à Paris, donnant une mortalité de 28 pour 100 et, par conséquent, n'est guère mieux privilégiée que la première. Ces chiffres, je l'avoue, ne m'inspirent qu'une médiocre confiance, et il me paraît difficile de trancher le différend entre M. Husson et M. Blot, avec quelque chance d'exactitude, au sujet des petits Parisiens envoyés en nourrice, car les règlements, à cet égard, ne sont nullement observés, et ce ne sont ni les parents ni les nourrices qui viendront fournir les éléments de la statistique, en déclarant la mort des nourrissons, à la garde desquels ils étaient destinés.

Quant à la mortalité de 28 pour 100 des enfants qui restent à Paris elle me paraît entachée de causes d'erreur en sens inverse. Il y a, en effet, des non-valeurs qu'il faut retrancher, ce sont ces pauvres petits être voués à la mort que leur faiblesse empêche de confier à une nourrice du dehors, et nous verrons que dans les grandes villes la proportion en est forte.

Quoique ces chiffres laissent planer du doute sur la précision de leur détail, ils n'en démontrent pas moins, avec une éloquence impitoyable, que Paris est un lieu funeste pour la vie des enfants du premier âge.

En est-il de même de Lyon? j'ai tout lieu de le croire, mais je ne puis le prouver par la statistique dont les éléments n'existent pas. Nous avons, en effet, très-exactement le chiffre des naissances et le chiffre des morts à Lyon, mais les absents ne figurent pas, et bon nombre d'entr'eux augmenterait les tableaux mortuaires de notre cité. Pour montrer un exemple des erreurs dans lesquelles on pourrait tomber, je citerai les résultats obtenus à la mairie du 2ᵉ arrondissement : l'année 1869 a donné 2601 naissances et 114 décès, soit 5 pour 100, chiffre essentiellement erroné, car on n'y fait rentrer ni les enfants morts à l'hospice de la Charité, ni ceux qui ont succombé après avoir été emmenés à la campagne. C'est précisément cette donnée qui a induit en erreur M. Devilliers et qui lui a fait dire à l'Académie que Lyon était une ville privilégiée.

Voici le tableau statistique de Lyon et du département du Rhône, pour l'année 1868 :

LYON.

Naissances . . . . . . . 8084
Décès de 0 à 1 an . . . . . 1044

soit 12 pour 100.

DÉPARTEMENT.

Naissances . . . . . . . 8197
Décès . . . . . . . . 1418

soit 17 pour 100.

Ce chiffre, qui représente la véritable moyenne de la France, me parait juste et je n'ai guère de reproche à lui faire ; mais il n'en est pas de même de ce qui concerne la ville de Lyon. En se fiant, en effet, à la proportion de 12 pour 100, on arriverait à ce résultat que la mortalité est plus forte dans le département du Rhône que dans la ville de Lyon, ce qui est complétement faux.

Malgré l'absence d'une statistique bien régulièrement faite, il est permis d'affirmer que Lyon diffère peu de Paris : dans l'une et l'autre ville, les nourrissons qui restent, ou ceux qui vont dans les départements voisins paient une large tribut à la mortalité. M. Bertillon me semble en avoir donné une preuve non équivoque, en indiquant dans une carte géographique la Savoie et l'Ardèche comme deux des contrées où la mortalité est la plus considérable, et ce sont précisément les deux départements qui fournissent à Lyon le plus grand nombre de nourrices.

La statistique des campagnes donne de bien meilleurs résultats, et c'est fort heureux, sinon nous marcherions vers une rapide dépopulation.

J'ai relevé à la mairie de Fleurie les renseignements suivants, qui forment avec ceux des villes un contraste satisfaisant :

En 1868, il y a eu 64 naissances et 7 morts de 0 à 1 an, c'est-à-dire 10,9 pour 100.

Il n'y a point eu d'enfant naturel et point d'enfant envoyé en nourrice en dehors de la commune; absence d'illégitimité et d'allaitement mercenaire, voilà le secret de cette différence considérable.

Mais il y a encore d'autres raisons qui donnent l'explication des résultats si contraires. Combien différente est, en effet, l'existence des campagnes et des villes ; là la vie calme, le grand air, l'appétit et le lait de bonne qualité ; ici, au contraire, une existence agitée, un air altéré, des digestions laborieuses ; à la campagne, on a le temps d'être nourrice, on ne l'a pas à la ville. La femme du monde, à cause de son ménage et des rapports sociaux ; l'ouvrière, à cause de la nécessité du travail. Ainsi les cités paient leurs avantages sur les campagnes par une infériorité sur ce qu'il y a de plus essentiel, la reproduction.

*L'illégitimité* est une autre cause générale qui possède une influence déplorable; c'est elle qui grève la statistique des hôpitaux.

Ainsi la mortalité des enfants de la charité de 0 à 1 an a été de 1 sur 4,12, en 1867, soit 663 décès sur 2,773 enfants; en d'autres termes 24 pour 100. Pour les enfants assistés, c'est-à-dire complètement abandonnés, il y a eu 1 décès sur 3,32. C'est aussi l'illégitimité qui a sa bonne part dans la mortalité des grandes villes : c'est elle qui fait de la Bavière, ainsi que l'a si bien démontré M. Vacher, le pays d'Europe où la mortalité est la plus forte, 37 pour 100.

Un enfant illégitime est, dans les conditions habituelles de notre société, le plus lourd fardeau dont une pauvre femme puisse être accablée, car il se complique de l'abandon, de la honte et de la misère. Aussi, aux heures du désespoir, a-t-elle la pensée coupable de l'avortement; où vient-elle chercher un accouchement clandestin dans une maternité, pour en sortir hâtivement débarrassée du produit de sa grossesse, ou bien, en proie aux soucis et aux inquiétudes poignantes du lendemain tombe-t-elle malade, et, lorsque le sentiment de la maternité s'éveille, elle ne peut plus en accomplir le devoir.

En présence de la situation si triste de la mère d'un enfant illégitime, n'est-il pas désirable que la société, pour diminuer le nombre des abandons si préjudiciables à la vie des nouveau-nés, vienne par une subvention plus efficace encore, en aide à la pauvre femme privée des secours de celui qui devrait être son appui naturel, et que l'honneur d'une tâche vaillamment accomplie efface l'opprobre d'une faute dont elle porte seule le poids, quoiqu'elle n'en soit point seule coupable.

*L'absence de soins* doit être comptée au nombre des causes générales de la mortalité. Aucune œuvre, pour être bien exécutée, n'exige autant d'intelligente sollicitude et de minutieuses précautions que celle d'élever un enfant, et si le sentiment maternel fait défaut, vainement vous édicterez des règlements protecteurs, vainement vous achèterez à prix d'argent des soins mercenaires, les chances de mort grandiront, suivant une progression insolite. Une triste preuve en est fournie par certaines mères, indignes de ce nom, et par beaucoup de nourrices ; entre leurs mains on voit rapidement dépérir des enfants bien portants. C'est l'absence de soins qui enlève toute chance de vie aux enfants nés débiles, et qui multiplie les affections contagieuses et les refroidissements si funestes à l'enfance.

A cause de son influence à longue portée, je dois signaler l'incurie dans l'union du mariage, c'est là un des actes où la prudence humaine a le droit de s'exercer, car l'avenir des enfants est en jeu, et si leur santé est une source de joie pour les parents, c'est un chagrin de leur transmettre, au contraire, un tempérament débile ou maladif.

Ce doit être une préoccupation de ne pas léguer à sa race un vice héréditaire, souvent indélébile, qui porte sur tous ses membres un discrédit physique, moral ou intellectuel, qui peut nuire à la considération et au succès dans l'avenir.

M. Chauffard, dans un remarquable discours prononcé à l'Académie de médecine de Paris, a invoqué l'influence fatale exercée par les armées permanentes ;

il voudrait aussi qu'on modifiât l'article du Code Napoléon qui interdit la recherche de la paternité ; mais ces considérations que j'approuve, ne peuvent trouver place dans le cadre plus restreint de ce travail.

Telles sont les causes générales, et mon intention a été de les esquisser seulement.

Quant aux causes spéciales ou médicales proprement dites, elles feront le principal sujet de mon étude, car elles appartiennent plus particulièrement au domaine du médecin.

Je vais rechercher quelles sont les maladies qui ont causé la mort des nouveau-nés.

Les statistiques qui roulent sur ce sujet sont de date récente, incomplètes, entachées de causes d'erreur, et n'ont point encore donné tout ce qu'on est en droit d'attendre d'elles ; cependant, elles amènent déjà à des conclusions pratiques d'une grande valeur.

Voici quelques recherches sur la mortalité, à Lyon, de 0 à 1 an :

*Deuxième arrondissement.*

En 1869, il y a eu 2,838 naissances et seulement 126 décès, ce qui ferait une mortalité de 4,4 p. 100, 1 sur 22.

Mais cette proportion est complétement fausse, car Lyon est une ville ouvrière, et, à ce titre, elle est peu capable de nourrir ses enfants et les envoie dans les campagnes où leur mortalité est inconnue.

Voici le diagnostic médical porté sur les certificats de décès :

Débilité congénitale . . . . . . . . 21
Entérite . . . . . . . . . . . . . . 52
Bronchite, pneumonie . . . . . . . 29
Convulsions, méningite. . . . . . . 15
Affections diverses. . . . . . . . . 9
—————
126

*Hospice de la Charité.*

Il y a deux statistiques qui doivent être séparées l'une de l'autre, celle des enfants illégitimes et celle des enfants légitimes.

Enfants illégitimes morts en 1869 :

Débilité congénitale . . . . . . . . 63
Entérite . . . . . . . . . . . . . . 59
Bronchite, pneumonie . . . . . . . 7
Affections diverses . . . . . . . . . 32
—————
161

Enfants légitimes morts à la Charité :

Débilité congénitale . . . . . . . , 16
Entérite . . . . . . . . . . . . . . 37
Pneumonie, bronchite . . . . . . . 8
Affections diverses . . . . . . . . . 4
Méningite. . . . . . . . . . . . . . 8
—————
73

Deux de ces tableaux ont le plus grand rapport, celui du deuxième arrondissement et celui des enfants légitimes décédés à la Charité. Ils donnent très-exactement la physionomie de la mortalité des nouveau-nés à Lyon.

La débilité et l'entérite y prédominent; ce sont les

tristes produits de l'anémie des grandes villes et de l'alimentation vicieuse.

Quant à la statistique des nourrissons de la Charité, elle doit son caractère spécial au chiffre énorme de la débilité et au petit nombre d'enfants morts de refroidissements ; ce qui n'est point étonnant, puisque la plupart ne sortent pas de la Charité.

En résumé :

L'immense majorité des nouveau-nés succombe sous l'influence de la débilité congénitale de l'entérite ou du refroidissement. Ce sont ces causes spéciales qu'il faut étudier et prévenir, si l'on veut arriver à un résultat.

Le type de *la débilité congénitale* est représenté par un enfant nouveau-né n'ayant pas d'affection apparente et qui, cependant, ne possède pas la force de teter même le sein d'une bonne nourrice. Elle est plutôt un symptôme qu'une affection déterminée ; elle peut être la conséquence d'un avortement, d'une grossesse gémellaire, d'une maladie ou d'une faiblesse de la mère. Les pauvres petits êtres ainsi atteints succombent dans les premiers jours qui suivent la naissance, et, en dépouillant les 57 cas de la statistique de la charité, on voit que 12 ont succombé le premier jour ; 15 le deuxième ; 20 du quatrième au sixième, et qu'un seul a vécu jusqu'au 23e jour. C'est dans cette catégorie qu'on rencontre l'induration ou sclérème des nouveau-nés qui témoigne de l'allanguissement organique.

Je ne veux point faire l'histoire complète des enfants débiles, parler du peu de dimension et de la légèreté de leur corps ; de la faiblesse de leur cri ; je signalerai, toutefois, une cause active de leur nombre plus grand, c'est l'illégitimité.

Pour s'en assurer, on n'a qu'à jeter un coup d'œil sur la mortalité de la Charité, et on verra que, sur 100 décès, 50 doivent lui être attribués, tandis qu'en ville, elle donne une proportion de 10 pour 100. Les enfants qui proviennent des unions illégitimes ont donc une infériorité vitale très-accentuée.

Il en est de même des enfants des grandes villes relativement à ceux des campagnes. Une forte proportion d'enfants débiles est un indice sûr de l'absence d'énergie d'une race dont l'avenir est compromis.

Ce n'est pas tout de signaler le mal par une statistique, il faudrait encore en indiquer le remède.

Prévenir la faiblesse native des enfants ! Ah ! la solution théorique serait facile à donner, il faudrait dire aux mères la nécessité de devenir plus vigoureuses ; déterminer la jeune fille et la jeune femme à modifier leurs habitudes, leur faire prendre de l'exercice au grand air, une chaussure large et solide pour pouvoir marcher, des vêtemeuts amples pour pouvoir digérer. Puis, pendant la grossesse, il y a des règles hygiéniques dont on ne doit pas se départir. Mais il faudrait une éloquence bien persuasive, car ce sont là des préceptes médicaux peu gais à suivre quand on le peut, et quelquefois même impossibles à exécuter ; ils ont donc peu de chance d'être écoutés et de réussir, et si l'enfant est né faible, il faut lui donner des soins.

Le plus important est une nourriture facile ; un sein dont le lait coule aisément, car un enfant sans vigueur n'est pas capable de former un mamelon déprimé, de dégorger un sein trop distendu par la fluxion laiteuse ou l'inflammation. Si l'on est obligé d'employer l'allaitement artificiel, il faut un lait d'une digestion facile, qu'on ne soit pas obligé de mélanger avec de l'eau; le lait d'ânesse me paraît remplir cette condition.

L'enfant débile a besoin de chaleur, il n'a pas suffisamment d'énergie pour en produire ; de là la fréquence de l'induration chez lui. Aussi doit-on l'entourer de coton, le garder dans une pièce dont la température soit douce et uniforme, lui administrer des aliments chauds, et lui faire des frictions alcooliques.

Avec ces précautions assidûment prises, on réussit souvent à sauver la vie aux enfants débiles, et il est vraiment admirable de voir avec quelle rapidité ils acquièrent une force et une santé qu'on était peu en droit d'espérer.

*Le froid* doit être signalé comme un des plus terribles ennemis des nouveau-nés; les affections qu'il engendre sont caractérisées par la soudaineté et la rapidité de leur allure; il suffit d'un instant pour amener des accidents irrémédiables et des maladies graves, comme la bronchite capillaire ou la pneumonie.

L'enfant a relativement beaucoup moins de résistance au refroidissement que l'adulte; entre eux il y a la même différence qu'entre un gros poêle qui conserve longtemps sa chaleur, et un petit qui la perd aisément. L'enfant se refroidit rapidement, et les changements brusques de température lui sont éminemment préjudiciables.

La proportion des enfants de la ville qui succombent par refroidissement est de 20 pour 100. Ils séjournent habituellement dans l'atmosphère chaude de la chambre maternelle; puis, à l'heure de la promenade, en hiver, ils sont emportés par une bonne ou une nourrice dans les rues, sur les quais ou les places, dont la température varie à chaque exposition différente ; la personne qui porte l'enfant s'échauffe facilement par la marche et cherche à se reposer. Elle a chaud, elle ne peut se figurer que son enfant ait froid. Elle a fabriqué de la chaleur, tandis que l'enfant se refroidit. Puis ce sont les conversations au coin des rues les plus froides, les convoitises devant les magasins, ou bien les stations sous les portes cochères, quand la pluie oblige de chercher un abri.

Dans de telles conditions, le froid est nuisible, tandis que l'exercice au grand air, même avec une température basse, a une action tonique fort efficace, et je suis loin de rejeter la pratique anglaise de l'hydrothérapie sur les enfants d'une bonne constitution.

Les nouveau-nés qui sont emmenés au loin en nourrice succombent souvent de refroidissement contracté pendant le voyage, et le D$^r$ Vacher a conseillé de ne les faire partir que le 10$^e$ jour; il y a là un cercle vicieux. car en les gardant à la maison on les expose à succomber à l'entérite.

Il ne me paraît pas possible, en effet, avec nos habitudes actuelles, de garder pendant dix jours dans la maison, et surtout dans un hospice, une nourrice qui a hâte de retourner dans sa famille avec son nourrisson; quant à l'allaitement artificiel, il serait plus funeste encore que le froid.

De toutes les fonctions qu'exerce le nouveau-né la plus importante, la plus active, est la digestion ; c'est celle dont le trouble produit les conséquences les plus fàcheuses, et toutes les statistiques, hormis celle de la Charité, démontrent que les *maladies des voies digestives* font périr plus d'enfants que la faiblesse et le froid.

J'ai rangé sous la dénomination d'*entérite* toutes les maladies du tube digestif désignées quelquefois différemment sur les certificats de décès : ainsi le muguet, l'ictère, la diarrhée et d'autres variétés d'affections dont la cause évidente est l'alimentation vicieuse.

A Lyon, comme à Paris, c'est l'entérite ainsi définie qui cause le plus grand nombre des décès comme le prouvent les chiffres suivants :

Pour 100 décès de 0 à 1 an,
Paris a perdu  18.
Lyon Ville,      41.
Lyon Charité, 36.

J'aurais voulu avoir les statistiques des campagnes, mais elles n'existent pas. Il y a là une lacune importante à signaler à l'administration, et un désidérata à faire combler par les médecins cantonaux. Dans les communes, surtout où il y a beaucoup de nourrices, on obtiendrait certainement des renseignements curieux et instructifs.

Pourquoi donc le nouveau-né subit-il si souvent l'influence d'aliments qui compromettent son existence ? C'est là le problème dont je vais essayer d'analyser les conditions multiples.

Le type de l'alimentation, c'est l'*allaitement mater-nel*, c'est lui qui donne les meilleurs résultats statisti-ques.

Ainsi, la Norvége a 8 pour cent de mortalité, et ce privilége elle le doit à ce que les mères, observent ri-goureusement les devoirs de la maternité en allaitant leurs enfants. Le D^r Créquy a démontré, par des chif-fres recueillis dans le 10^e arrondissement de Paris, que la mortalité de 181 enfants nourris par leurs mères avait été de 8,28 pour 100, tandis qu'elle avait été de 18 pour 100 pour 54 enfants allaités par des nourrices.

Ainsi il est incontestable que l'allaitement maternel est le moyen par excellence de préserver la vie de l'en-fant, contre ce que j'ai appelé l'entérite d'abord et en-suite contre toutes les autres causes que j'ai signalées. A quoi tiennent ces résultats supérieurs ? Est-ce seule-ment parce que le lait de la mère convient mieux à l'enfant ! Non, certes, le vrai secret, c'est l'amour que Dieu a mis au cœur de la mère, l'amour qui la fait veil-ler d'un œil jaloux sur le fruit de ses entrailles, l'amour qui lui fait compter pour rien ses fatigues et ses veilles, l'amour qui est une source féconde des joies les plus pures ; c'est l'amour de la mère que l'homme admire, mais qu'il ne peut éprouver. Des ennuis qu'il cause, l'enfant est le suprême consolateur, *car il n'y a pas de rayon de soleil qui vaille le regard d'un enfant,* dirai-je avec Mgr Dupanloup.

Je n'ose point, m'appesantir trop sur ce bonheur intime du foyer, et sur la profonde satisfaction donnée par le de-voir accompli ; le médecin doit aussi faire le tableau moins riant des inconvénients de l'allaitement mater-

nel. Il est des femmes que les soucis du ménage préoc-
cupent au point d'absorber une partie importante de
leurs forces ; d'autres ne peuvent rompre complètement avec les exigences du monde et des relations sociales. Certaines mères, encore moins privilégiées, sont
aux prises avec l'adversité et les nécessités matérielles
de l'existence, et se trouvent par conséquent dans de
mauvaises conditions pour allaiter leurs enfants. Aux
sollicitations des partisans de l'allaitement maternel,
elles répondent victorieusement par un des arguments
suivants : Je suis domestique, je suis chez les autres,
je travaille dans une manufacture. Combien de filles
même accepteraient courageusement les charges de
l'allaitement, si elles pouvaient en entrevoir la possibi-
lité.

A Mulhouse, les grands manufacturiers se sont
coalisés pour accorder des secours à toute mère qui
nourrit son enfant ; pourquoi une mesure si sage, si
morale ne serait-elle point en vigueur à Lyon, où les
grands commerçants sont aussi remarquables par leur
intelligence que par leur charité.

Il serait trop absolu de croire que toutes les femmes,
sans exception, sont capables de nourrir leur propre
enfant. Malgré la santé la plus parfaite, la fille d'une
mère qui n'a pas nourri, éprouvera les plus grandes
difficultés dans un allaitement qu'elle désire, du reste.
L'observation médicale démontre que, sous ce rapport
comme pour tant d'autres, l'hérédité joue un rôle dans
les aptitudes organiques. Et puis, ce n'est pas tout
d'avoir une haute idée de ces devoirs maternels, ce n'est
pas tout d'avoir du courage, il faut une certaine dose de

forces pour les accomplir, et quoiqu'elle fasse, une mère, d'une constitution peu vigoureuse, ne pourra fournir à son nourrisson un lait assez substantiel et assez abondant; il est à craindre qu'en outrepassant ses forces, elle ne tombe dans une anémie qui aura ensuite un long retentissement et ébranlera profondément sa santé.

Malgré ces quelques inconvénients, qu'il est prudent de ne pas passer sous silence, l'allaitement maternel est bien préférable et pour l'enfant et pour sa mère; mais la première condition pour nourrir fructueusement, est d'en avoir un immense désir, d'être possédée d'une véritable vocation qui donne le pouvoir d'oublier pour son enfant tout, même les plus légitimes affections qui pourraient produire une distraction fâcheuse.

L'allaitement que la mère fait à contre-cœur et qu'elle subit involontairement sous la pression de son entourage, ne peut donner de bons résultats. La sécrétion lactée n'est pas volontaire, mais elle est comme toutes les sécrétions, sous l'influence du système nerveux; et de même que la bouche se sèche sous l'empire d'une émotion, de même le lait est tari par le chagrin et la contrainte morale. Et si le bonheur d'être mère favorise la lactation, la crainte et l'inquiétude lui sont contraires, et il est bien vrai de dire que dans certaines circonstances pénibles, les femmes retiennent leur lait.

Rarement j'ai vu l'allaitement imposé réussir; mais cela ne tient pas seulement au trouble de la sécrétion lactée, il y a encore d'autres conditions qui se ressentent de la contrainte morale de la mère ; elle supporte moins énergiquement les douleurs inséparables d'un premier allaitement ; les soins assidus qu'exige le nouveau-né sont négligés ; il n'est pas tenu aussi proprement ; il est soumis à un décubitus dorsal prolongé ; de là des maladies et une mortalité plus grande.

Il faut donc persuader les femmes de nourrir, mais ne jamais les y forcer.

Si l'allaitement maternel est insuffisant, il faut recourir à une nourrice.

La nécessité *de la nourrice* n'a pas besoin de démonstration ; il est heureux qu'une femme étrangère accomplisse les fonctions de la mère qui fait défaut à l'enfant qu'elle vient de mettre au monde, elle le fait bénéficier du mode d'alimentation préparé par la nature et le plus en harmonie avec son organisation ; et cependant, nous voyons grandir la proportion de la mortalité.

En effet, le problème se complique déjà. La mère ne répond que de son enfant ; à lui toute sa sollicitude, tous ses soins, toute sa santé, et. le sacrifice exclusif de toutes ses forces. Dès qu'il y a une nourrice, deux existences sont mises en jeu : l'enfant de la mère, et celui de la femme mercenaire dans le cœur de laquelle s'élève souvent un combat où la spéculation l'emporte sur les sentiments naturels ; de cet antagonisme résulte une mortalité plus grande. Il est démontré que les enfants des nourrices succombent dans une forte proportion, et de plus, que la vie du nourrisson est plus exposée. J'en trouve les preuves dans la statistique de M. Créquy, dans celle des bureaux de Paris, de l'hôpital de la Charité de Lyon, et dans les relevés de M. Bertillon, qui accusent une énorme mortalité dans les départements où l'industrie nourricière est très-répandue.

En envisageant la question, on est bien vite convaincu qu'il y à là un problème des plus complexes.

Il y a de bonnes nourrices, mais il y en a aussi de mauvaises.

On est quelquefois obligé d'admirer l'affection vraiment dévouée et la tendresse dont la *bonne nourice* entoure l'enfant qui lui est confié. Aussi sa santé témoigne-t-elle des soins assidus dont il est l'objet. La bonne nourrice a plusieurs avantages sur certaines mères, le premier, c'est qu'on la choisit.

Ensuite, elle a habité les champs où l'air est pur, les états maladifs inconnus ; elle en arrive fraîche et vigoureuse, toute prête à supporter la tâche souvent lourde d'un allaitement auquel, du reste, elle devra se consacrer exclusivement.

La femme est naturellement bonne, et cette qualité se manifeste chez elle. La Société Protectrice de l'Enfance se fait un devoir de récompenser, chaque année, quelques bonnes nourrices ; il serait désirable que leur nombre fût plus grand. C'est peut-être par l'allaitement maternel, développé sur une plus grande échelle, qu'on obtiendra ce résultat désirable. La demande étant moins grande, le médecin sera plus exigeant, et le prix en augmentant, deviendra plus rémunérateur.

Quant aux *mauvaises nourrices*, on ne peut les éliminer, dans l'état actuel de nos mœurs, et elles sont un véritable fléau.

Je ne connais pas de spectacle plus poignant que celui qui m'est souvent offert par ce pauvre petit être âgé d'un an quelquefois, qui pèse à peine deux ou trois kilogrammes, dont les membres grêles sont recouverts par une peau flasque, ridée et d'une teinte blafarde, qui n'a point de dents, dont le ventre est gros, dont le facies amaigri, porte l'empreinte d'une longue souffrance, dont le cri languissant dénote la profonde débilité. Voyez, monsieur, dans quel état cet enfant m'est rendu de nourrice, s'écrie la mère, et tout d'abord les larmes inondent son visage, mais bientôt sa douleur est remplacée par un sentiment de vengeance ou de lucre auquel elle veut m'associer.

Il y a une variété infinie de mauvaises nourrices. Quelques-unes étaient bonnes quand on leur a confié l'enfant, et, plus tard, elles sont devenues mauvaises, soit à cause d'une grossesse, d'une maladie ou d'un vice quelconque; d'autres sont dénuées de qualités morales, et loin de donner à leur nourrisson les soins nécessaires, les laissent malpropres, croupir dans un décubitus dorsal prolongé.

D'autres ont perdu leur fraîcheur, sont trop âgées, ou témoignent par leurs rides d'une vieillesse précoce ; beaucoup sont goitreuses ou atteintes d'affections cutanées, comme le prurigo, l'eczema, ou même portent les traces de la scrofule ou les cicatrices d'un lupus. Sur les traits de quelques-unes ont lit la fatigue et l'épuisement. Chez celles qui ont leur domicile à la ville, on trouvera quelquefois le vice et toujours la misère et la faim. Dans de pareilles conditions, l'alimentation est de mauvaise qualité, les fonctions digestives s'altèrent, et la mortalité en est la conséquence; pour le pauvre petit être qui leur est confié.

Si le besoin de nourrices était moins urgent, on aurait le droit d'être plus rigoureux pour le choix, on diminuerait ainsi l'étendue de ce mal qui a jeté de si profondes racines et qui fait tant de victimes. Les statistiques l'ont, en effet, bien démontré partout, c'est l'alimentation vicieuse qui en est la cause première, et c'est là qu'il faut apporter le remède. Le plus efficace c'est l'allaitement maternel, le second est une bonne nourrice. Jetons donc un coup d'œil sur la question de l'industrie nourricière et des améliorations dont elle est susceptible.

L'industrie nourricière est libre et les nombreux abus qui s'y glissent ne tombent point généralement sous le coup de la loi. Y introduire une réglementation détaillée, serait heurter péniblement le sentiment de liberté personnelle qui aspire à l'inviolabilité du sanctuaire de la famille; et puis, la réglementation stérilise l'initiative individuelle; cette initiative qui se réveille chez nous et dont il faut favoriser le développement vers le bien et le progrès.

Cependant, nous ne devons pas complétement éliminer les règlements administratifs; il en faut un petit nombre qui donnent un point d'appui aux efforts individuels. Au nom de la sécurité publique, l'Etat a le droit d'intervenir dans le marché de l'industrie nourricière, où s'agitent des intérêts d'une haute gravité.

Quant à l'initiative, elle doit être prise par les particuliers dont l'intervention sera d'autant mieux acceptée, qu'ils s'isoleront davantage de l'administration qu'on se représente toujours comme escortée d'agents de répression, tels que les commissaires de police et les gendarmes.

Il y a un article qui prescrit aux mairies où un enfant en nourrice vient de décéder, d'envoyer le certificat de décès dans la huitaine, à la mairie où sa naissance a été inscrite, pourquoi est-il tombé en désuétude ?

Il faut mettre à la charge des communes les décès qui doivent leur incomber, autrement les renseignements sont faussés par des statistiques erronées, et l'on possède de moins bons arguments pour combattre un mal qui ne se démontre que par de vagues données.

Au certificat de décès devrait être joint un diagnostic de la cause de la mort, signé par un médecin ; on donnerait ainsi une marque d'intérêt à ces pauvres petits êtres par trop délaissés et dont la fin passe à peu près inaperçue dans le milieu plein d'indifférence, où leur mauvaise fortune les a placés. Les nourrices s'habituent, avec une étrange facilité, à voir succomber les nourrissons, et nous les voyons revenir, sans émotion, le lendemain en demander un second ou un troisième, sans paraître préoccupées de la perte qu'elles viennent de faire. Dans les campagnes où l'industrie nourricière est une occasion de lucre, il y a tout intérêt à ce qu'on ne connaisse pas les tristes résultats produits, et les parents eux-mêmes, ont souvent le désir que le silence se fasse sur un décès où leur incurie pourrait être mise en lumière.

Voilà les points essentiels sur lesquels, à mon avis, doit porter la réglementation relativement à l'enfant.

Relativement à la nourrice, on devrait prendre aussi quelques mesures.

La première et la plus importante, serait d'indiquer l'époque à laquelle, une femme qui allaite son propre enfant, peut se placer comme nourrice. Il est de toute justice de s'occuper d'abord de la santé de l'enfant de la nourrice. Le désir souvent irréfléchi de gagner de l'argent pousse un certain nombre de femmes à faire le métier de nourrice sans nul souci de l'avenir de leur enfant ; un tel sentiment n'est pas digne de recevoir le moindre encouragement, au contraire, on est en droit de leur imposer certaines conditions. Celle qui me paraît la plus naturelle, c'est de n'autoriser une femme à exercer la profession de nourrice que lorsque son enfant aurait mis ses deux premières dents. A ce moment, supportant déjà une alimentation substantielle, il peut, sans danger pour sa vie, être confié à une nourrice de moindre valeur.

Un lait de 6 à 8 mois, fourni par une femme saine et vigoureuse, a des qualités bien suffisantes pour la bonne nutrition d'un nouveau-né.

Je ne me cache point combien c'est là une question grave et délicate, mais il me paraît y avoir urgence à protéger la vie de l'enfant de la campagne qui est destiné par sa vigueur native à régénérer la société. Si le lait de sa mère est bon, c'est lui qui doit en profiter le premier.

Un tel règlement devrait souffrir quelques exceptions prévues à l'avance, telles que la mort de l'enfant de la nourrice ou d'autres conditions qui seraient édictées par des hommes compétents. Mais pour assurer la réussite d'un pareil projet, il faut au préalable que l'allaitement maternel soit en honneur, sinon avec l'état actuel on se heurtera contre d'insurmontables obstacles.

La loi devrait aussi instituer le droit de surveillance sur la femme qui se voue à un allaitement mercenaire. Il importe de voir si l'enfant se développe, si la nourrice a du lait, si elle a contracté une nouvelle grossesse, etc. Il faut une inspection fréquente, qui unisse, s'il est possible, la bienveillance à la fermeté. Cette fonction me paraît devoir être utilement dévolue aux Sociétés Protectrices de l'Enfance, auxquelles la loi reconnaîtrait le droit de s'immiscer dans toutes les questions afférentes à l'allaitement mercenaire. Elle déléguerait à cet effet des dames charitables qui adouciraient par leur aménité, ce que leur mandat pourrait avoir de pénible dans quelques circonstances.

Je ne veux point quitter ce sujet sans dire quelques mots de l'allaitement artificiel.

*Le biberon* est employé pour les enfants qui ne sont nourris ni par leur mère ni par le sein d'une femme étrangère. Ce procédé donne des résultats déplorables; aux mères qui seraient encore convaincues de son efficacité, je signalerai la statistique du docteur Créquy, recueillie dans le 10ᵉ arrondissement; elles verront que 64 enfants élevés au biberon ont donné 50 p. 100 de mortalité. Voilà le triste effet du biberon dans une grande ville.

A Dieppe, dit M. Vacher, où règne l'habitude de l'alimentation artificielle, la mortalité est de 30 p. 100.

Que le biberon réussisse parfois, la chose n'est point douteuse, et certaines femmes se font même une réputation dans les campagnes avec cet instrument; mais il faut des conditions toutes particulières, avoir une expérience consommée, une vache bonne laitière à sa disposition, et habiter loin des villes où ce moyen est périlleux.

Les mères qui se décident à allaiter leur enfant au biberon, ne se doutent pas ordinairement quelle rude tâche elles entreprennent. On mène ainsi beaucoup plus difficilement un allaitement à bonne fin. Il a des inconvénients de plusieurs sortes :

Le premier consiste dans l'altération du lait; il s'aigrit facilement pendant l'été; un orage survient, il tourne; on le fait bouillir, il a le goût de brûlé; on change de vache, la qualité est inférieure; la vache change de nourriture, le lait devient désagréable ou malsain, et puis l'enfant crie et jamais son biberon n'a pu le calmer comme le sein d'une bonne nourrice; si c'est pendant l'hiver, il faut faire chauffer le lait au bain-marie, et cela prend du temps et l'enfant crie toujours.

L'allaitement par le sein exige de la part de l'enfant un effort de succion et de mastication dont le double mouvement est très-favorable à la sécrétation de la salive; je ne crois pas qu'aucun biberon remplisse complètement cette double fonction ; en tous cas, le meilleur est celui qui s'en rapprochera le plus.

Tous ces inconvénients ne sont rien, en comparaison des inquiétudes de la mère qui verra son enfant contracter une affection grave des voies digestives, avec dépérissement rapide et qui ne pourra lui donner le sein, où est le remède souverain préparé par la nature.

On voit certains enfants qui se développent rapidement sous l'influence de l'allaitement artificiel ; on s'applaudit de la détermination prise, on admire leur embonpoint et la satisfaction des parents persiste jusqu'au moment où l'on constate les signes évidents du rachitisme produit habituel de l'alimentation vicieuse.

Réservons donc le biberon comme adjuvant de l'allaitement maternel insuffisant, ou comme une triste nécessité, dans certains cas exceptionnels.

Je ne veux point parler de l'alimentation et du sevrage prématurés qui sont encore plus funestes à l'enfant que le biberon et les nourrices de peu de valeur. Entrer dans ces détails m'entraînerait trop loin.

J'ai donc passé en revue les causes principales de mortalité, la débilité congénitale, les refroidissements et l'alimentation vicieuse, je me suis efforcé de montrer les remèdes, sans m'illusionner sur les difficultés de toute sorte qui s'opposent au succès. Pour réussir, ce n'est pas trop de toutes les forces vives de la société, qui devront toutes converger vers une active propagande.

L'Etat ne doit pas se désintéresser dans la question; il peut, par une réglementation bien faite, longuement mûrie par des hommes compétents, venir en aide à l'initiative des particuliers, et leur fournir une base solide; mais, en même temps, il devra soigneusement s'appliquer à sauvegarder la liberté individuelle dans ce qu'elle a de plus précieux, la direction de la famille. Aussi, sa réglementation devra être empreinte de douceur et de bienveillance.

Les ministres de la religion peuvent aussi avoir un rôle nettement indiqué ; au nom des principes de la morale dont ils sont les zélés dépositaires, ils plaideront la cause de l'enfance soit en conseillant l'allaitement maternel, soit en rappelant aux nourrices les devoirs de leur profession.

Il est une autre prédication dont la puissance est prodigieuse c'est celle de l'exemple : c'est à vous qu'elle appartient mesdames qui perpétuez si noblement les vertueuses traditions de la famille lyonnaise. En nourrissant vos enfants, en laissant de côté pour eux les réunions de la société où votre place est cependant si bien marquée, vous concourrez pour une large part dans la croisade entreprise contre la mortalité des petits enfants, car beaucoup de mères régleront leur conduite sur la vôtre et tiendront à honneur de vous imiter,

Et vous, messieurs, qui êtes toujours au premier rang quand il s'agit d'une œuvre de charité, vous trouverez là satisfaction à vos nobles instincts du bien et vous aurez à exercer votre intelligence éprouvée et surtout votre générosité, car au fond de tout ce mal il y a souvent la misère.

Quant à nous médecins, nous apporterons aussi à l'œuvre commune notre part de labeur, nous continuerons nos investigations sur les éléments du problème, nous invoquerons les principes de l'hygiène, et si nous sommes assez heureux pour les inculquer dans l'esprit de notre génération nous aurons puissamment contribué, non pas à détruire, mais à atténuer la mortalité de l'enfance.

DELORE.

Lyon, impr. de P. Mougin-Rusand. — 1870.